ARGELÈS-GAZOST

(HAUTES-PYRÉNÉES)

Études Générales et Pratiques

SUR LES EAUX MINÉRALES DE GAZOST

MÉMOIRE

PRÉSENTÉ

AU CONGRÈS MÉDICAL DE BARCELONE

10 Septembre 1888

PAR

le Docteur Th. BLONDIN

Ancien Médecin-Inspecteur des Eaux Minérales
Médecin consultant à Argelès-Gazost

Lauréat de la Faculté de Médecine de Montpellier ; Membre de la Société Médico-Chirurgicale de la même Faculté ; Membre de l'Institut Catholique et Athénée universel ; Membre de la Société Médico-Psychologique et de la Société de Médecine de Paris ; Membre de l'Académie de Halle ; Membre de l'Académie Royale de Médecine et de Chirurgie de Barcelone ; Membre des Académies de Belles-Lettres, Sciences et Arts de Dijon, Venise, Padoue et Naples (Médaille d'or) ; Membre de la Société Philanthropique de Naples (Médaille d'or) ; Membre des Sociétés de Médecine et de Chirurgie de Marseille, Bordeaux, Nantes, Rouen, etc., etc. ; Membre de l'Académie Nationale Agricole, Manufacturière et Commerciale de Paris ; Traducteur et Commentateur des Œuvres Médico-Philosophiques de G.-E. Stahl, 6 vol., etc., etc.

PRIX : 1 FRANC

PARIS : O. DOIN, Libraire-Éditeur, 8, Place de l'Odéon.
ARGELÈS : Chez l'Auteur, Villa des Roses

1889

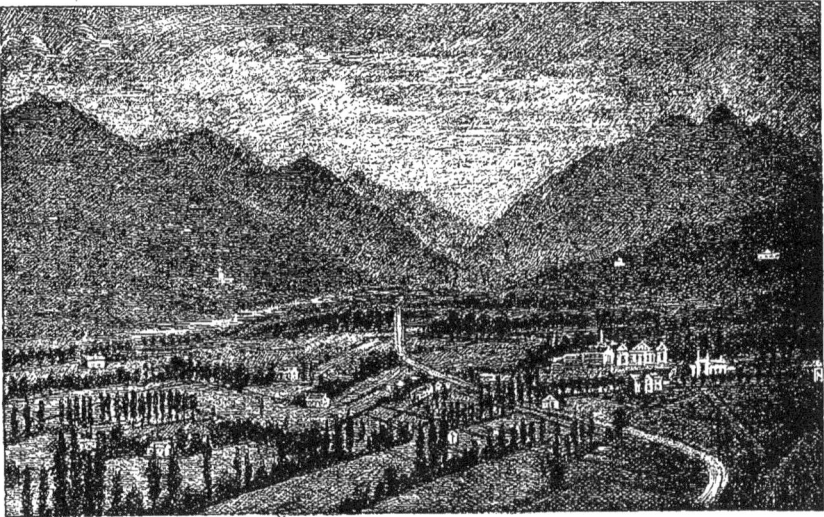

VALLÉE D'ARGELÈS

Vue prise du Balandráou. 1889

ARGELÈS-GAZOST

(HAUTES-PYRÉNÉES)

Études Générales et Pratiques

SUR LES EAUX MINÉRALES DE GAZOST

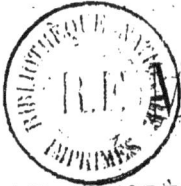

MÉMOIRE

PRÉSENTÉ

AU CONGRÈS MÉDICAL DE BARCELONE

10 Septembre 1888

PAR

le Docteur Th. BLONDIN

Ancien Médecin-Inspecteur des Eaux Minérales
Médecin consultant à Argelès-Gazost

Lauréat de la Faculté de Médecine de Montpellier ; Membre de la
Société Médico-Chirurgicale de la même Faculté ; Membre de
l'Institut Catholique et Athénée universel ; Membre de la
Société Médico-Psychologique et de la Société de Médecine de
Paris ; Membre de l'Académie de Halle ; Membre de l'Académie
Royale de Médecine et de Chirurgie de Barcelone ; Membre des
Académies de Belles-Lettres, Sciences et Arts de Dijon, Venise,
Padoue et Naples (Médaille d'or) ; Membre de la Société Philan-
thropique de Naples (Médaille d'or) ; Membre des Sociétés de
Médecine et de Chirurgie de Marseille, Bordeaux, Nantes, Rouen,
etc., etc. ; Membre de l'Académie Nationale Agricole, Manufac-
turière et Commerciale de Paris ; Traducteur et Commentateur
des Œuvres Médico-Philosophiques de G.-E. Stahl, 6 vol., etc., etc

PRIX : 1 FRANC

PARIS : O. DOIN, Libraire-Éditeur, 8, Place de l'Odéon.
ARGELÈS : Chez l'Auteur, Villa des Roses

1889

OUVRAGES DU MÊME AUTEUR

1º *Des corps étrangers des articulations*, Montpellier, in-8º, 1845.

2º *Des fièvres intermittentes endémiques*, Montpellier, in-8º, 1845.

3º *Études genérales sur les Eaux minérales*, Montpellier, in-8º, 1867.

4º *Traduction et commentaires des Œuvres médico-philosophiques de G.-E. Stahl*, Montpellier. Paris, 6 vol. in-8º, 1860-1866.

5º *Stahl, sa Doctrine et ses Œuvres*, Paris, in-8º, 1861.

6º *Du vitalisme animique*, Paris, in-8º, 1863.

7º *Études historiqués et critiques sur la Pathologie médicale*, Paris, in-8º, 1864.

8º *Ussat-les-Bains, études médicales*, Paris, in 8º, 1865.

9º *Études historiques et critiques sur la Thérapeutique*, Paris, in-8º, 1867.

10º *Mémoires et Travaux divers sur la médecine*, Paris, in-8º, 1868 à 1870.

11º *Conférences d'hygiène sur les Eaux minérales, — le Tabac, — la Longévité, — le Travail*, etc., 1868-1869-1870.

12º *De la scrofule*, 1875.

13º *Études historiques, critiques et épigraphiques sur Jules César et son siècle*, 1880.

14º *Argelès-Gazost*, mémoire présenté au Congrès médical de Barcelone, 10 septembre 1888.

15º SOUS PRESSE : *Monographie médicale sur la station d'Argelès et les Eaux minérales des sources de Gazost.* — Pour paraître prochainement.

Ma MONOGRAPHIE MÉDICALE de la Station
Minérale d'Argelès-Gazost étant encore sous-
presse et ne pouvant paraître qu'ultérieu-
rement, je crois opportun, afin de satisfaire
aux désirs du corps médical et aux demandes
qui me sont adressées journellement, de
livrer à la publicité le MÉMOIRE que j'ai
eu l'honneur de présenter l'an dernier
(le 10 septembre 1888), au CONGRÈS MÉDICAL
DE BARCELONE, — intitulé : ÉTUDES GÉNÉRALES
ET PRATIQUES SUR LES EAUX MINÉRALES DE
GAZOST.

Ce mémoire n'est donc qu'un résumé de
la *Monographie médicale* en question, laquelle constituera une ÉTUDE complète, soit
au point de vue *historique*, *géologique*,
topographique et *climatologique* des vallées
de Gazost et d'Argelès, soit au point de vue
hydrologique et *médical des eaux miné-*
rales des sources de Gazost, considérées tant
sous le rapport de leurs propriétés physiques

et chimiques, que sous le rapport de leur action physiologique, de leurs effets pathogéniques, de leurs indications et contre-indications, de leurs vertus thérapeutiques et des résultats cliniques obtenus par leur application rationnelle, méthodique et expérimentale.

Cette étude, essentiellement pratique, est étayée sur l'observation de plus de 680 cas de maladies, toutes justiciables des eaux sulfurées-sodiques, chlorurées, iodo-bromurées, alcalines et azotées de Gazost, dont j'ai présidé, surveillé et dirigé la cure hydrominérale et thermale, du 1er octobre 1885 au 22 octobre 1888.

Les *Études générales* que je livre actuellement à la publicité, sont donc, ainsi que je l'ai dit plus haut, le résumé exact d'une *Monographie*, actuellement sous presse et qui attend pour paraître la nouvelle consécration — clinique — de la saison de 1889.

Le lecteur trouvera néanmoins dans la présente brochure, bien que succintement exposé, tout ce qui peut l'intéresser en ce qui touche la station d'Argelès–Gazost.

1er Juin 1889.

AVANT-PROPOS

———

C'est le 1ᵉʳ octobre 1885, que j'inaugurai officiellement le service médical de la station hydro-minérale d'Argelès-Gazost.

Jalouse du succès futur de son entreprise, la Société thermale des Pyrénées, avait fait appel à ma vieille expérience et j'acceptai sans hésiter une proposition qui, bien que pleine d'incertitude pour l'avenir, plaisait à ma nature de travailleur et de médecin-hydrologue.

Il s'agissait d'expérimenter cliniquement les eaux de Gazost, encore si peu connues dans le monde médical. Les docteurs Rotureau, Dujardin-Beaumetz, Marchandon, Ferrand et Duplan en avaient bien dit un mot, mais aucun n'avait pu sérieusement expérimenter ces eaux ; les indications par eux fournies étaient vagues et purement *inductives*, n'ayant pour base que les données empiriques des âges passés et les proba-

bilités fournies par l'analyse chimique d'Ossian
Henry. Seul, jusque-là, le docteur de Fleury avait
soumis ces eaux minérales à l'expérimentation
clinique et avait eu l'occasion d'en contrôler la
puissance sur les quelques malades qu'il avait
traités à l'hôpital Saint-André, de Bordeaux. Il
est vrai que moi-même, je connaissais les eaux
minérales de Gazost depuis 1851, que j'avais eu
l'occasion de les conseiller en 1880, et que je
m'en étais servi, avec succès, à Saint-Sauveur,
dans des cas d'affections organiques de l'utérus,
en 1883-84 et 85.

Quoiqu'il en soit, je m'associai avec bonheur
à l'œuvre philanthropique de la Société thermale
des Pyrénées et je me mis à l'œuvre.

Du 1er octobre 1885 au 22 octobre 1886, la
station d'Argelès a reçu 200 malades *indigents*
des deux sexes, tant des hôpitaux de Paris, de
Montpellier et de Bordeaux, que de quelques
communes du département des Hautes et des
Basses-Pyrénées. Les plus consolants résultats,
parmi lesquels de remarquables guérisons,
couronnèrent mes efforts et mes soins ; aussi,
resté-je fidèle à Argelès.

Jusqu'à ce jour, j'ai reçu et traité plus de 245
indigents et près de 450 malades du monde, —

Anglais, Espagnols, Américains, Belges et Français, — qui m'ont été adressés par mes confrères.

A l'heure qu'il est, notre station a conquis une place d'honneur, au point de vue médical ; mais, entourée d'autres stations thermales dont la renommée séculaire, justement méritée, attire des milliers de malades, ce ne sera que par l'authenticité des guérisons et l'impartialité des médecins, seuls juges en pareille matière, que les eaux de Gazost acquerront un rang exceptionnel, vu leur nature physico-chimique et leur remarquable efficacité thérapeutique, également exceptionnelles, ne permettant pas de les confondre avec aucune des sources minérales de la chaîne des Pyrénées.

Certaines conditions, d'ailleurs, précieuses entre toutes, contribuent aux nombreux succès obtenus à la Station d'Argelès ; ce sont, outre l'excellence des eaux minérales de Gazost, son site enchanteur, la pureté de l'air ozoné qu'on y respire, l'immensité de sa vallée élyséenne, surnommée l'Oasis des Pyrénées, à l'abri des vents malsains du sud-est et du nord-ouest. C'est encore son altitude de 450 mètres, si favorable aux poitrines délicates ou malades, aux asthmatiques, aux affections cardiaques, aux natures faibles, anémiques ou épuisées par les souffrances physiques et morales, les excès et la vie agitée des grandes cités.

Ce qui vient à l'appui de ces assertions et confirme ce qui précède en faveur de la riante vallée d'Argelès, c'est l'installation d'un *sanatorium*, sorte d'orphelinat dû à la générosité du docteur Douillard et destiné à recevoir 20 jeunes filles issues de pères et mères phthisiques, sous la haute direction d'une Société civile composée de médecins (1) et d'autres membres dont la sollicitude est la plus digne d'éloges. Depuis que cet asile existe, pas une de ces chères enfants n'a encore succombé à la tuberculose, après 12 ans de cette vie en plein air, à mi-colline du Gez, au centre d'une verdoyante châtaigneraie.

Les considérations qui vont suivre, feront ressortir les généralités que je viens d'établir et démontreront que la station des eaux minérales d'Argelès-Gazost se trouve dans les meilleures conditions possibles pour mériter l'attention et la sollicitude du corps médical et pour offrir à ses visiteurs, malades, convalescents ou simples touristes, les attraits de la nature dans toute sa splendeur.

---

(1): Dʳ Ferrand, *Traitement et prophyl. de la Phth. pulm.* — Mémoire lu à l'Académie de Médecine, en 1884.

.

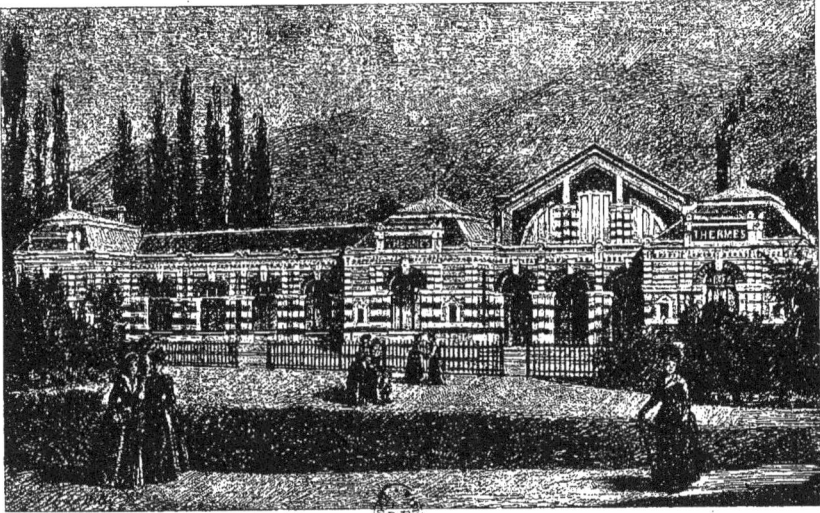

ÉTABLISSEMENT THERMAL
Argelès-Gazost. 1889

I

Topographie de la vallée de Gazost et de ses sources
minérales. — Coup d'œil historique. — Emploi
empirique de ces eaux.

§ 1er. — Une fois arrivé à Lourdes (1), seuil des
Pyrénées centrales et tête de ligne, on doit, pour aller
à Gazost, prendre un des trains qui se dirigent sur
Pierrefite et s'arrêter à Lugagnan qui est la première
station, éloignée de 420 mètres de Gazost. On y
va en suivant une charmante petite vallée, parfois
tortueuse et sillonnée de torrents qui se précipitent à
travers des roches schisteuses, calcaires et granitiques,
parfois offrant aux yeux des plaines riches en prairies,
que ces torrents fertilisent et d'immenses forêts de
sapins, de hêtres et de chênes séculaires.

C'est au fond de cette vallée, au pied du pic du
Bigalou, que se trouve le village de Gazost, peuplé de
500 habitants, situé sur le Nez, à l'entrée de la belle
vallée de Castelloubon; c'est aussi dans cette région
du Lavédan que sourdent les deux sources minérales
qui vont alimenter l'établissement d'Argelès.

---

(1) Lourdes, petite ville de 6,000 habitants, à mi-chemin de la
ligne ferrée du Midi, de Toulouse en Espagne, en traversant les Pyrénées, célèbre par son vieux château féodal et sa grotte miraculeuse.

1.

La principale de ces sources, désignée, par les anciens Bigorrais, sous le nom de *Houn-poude* (fontaine puante) s'échappe des flancs calcaires et granitiques du Bigalou. Elle a un débit de 250,000 litres dans les 24 heures. La deuxième source, vulgairement connue dans la contrée sous l'appellation de *Source-noire*, se trouve environ à 300 mètres plus bas, en descendant vers le torrent.

Ces deux sources sont, chimiquement parlant, sulfurées-sodiques, chlorurées, iodo-bromées, alcalines, azotées et classées parmi les eaux sulfurées-athermales-azotées : uniques dans la chaîne des Pyrénées.

§ 2. — D'après Girault de Saint-Fargeau (1), Bois et Durier (2), Ossian Henry (3) et la légende de la région, ces eaux thermales attiraient depuis longtemps des poitrinaires, des individus scrofuleux ou atteints de maladies de la peau, de vieilles plaies de mauvaise nature. On rapporte même que, de temps immémorial, les bergers et les paysans des environs venaient à ces sources pour guérir leurs bestiaux atteints de *maladies contagieuses*, de la *gale*, d'*herpès tonsurans*, de *vieux ulcères*, voire de la *morve*, de la même façon qu'on donne les *Eaux-Bonnes* (sur place) aux chevaux *poussifs*. J'ajouterai, enfin, que j'ai été moi-même, en 1886, témoin de la guérison remarquable d'un cheval de race qui avait contracté une *pelade*, ayant tous les caractères d'un *herpès tonsurans généralisé.*

Ce sont ces vertus anti-herpétiques et cicatrisantes que les eaux de Gazost, celle de la source noire surtout,

---

(1) A. Girault de Saint-Fargeau. *Dict. de Géog. hist*, au mot *Gazost.*

(2) Bois et Durier. *Dict. de Géogr. hist.,* 1845, *Paris.*

(3) Ossian Henry. *Opusc. anal. des eaux de Gazost,* 1858.

possèdent à un si haut degré, qui les ont fait assimiler par les docteurs Rotureau et Dujardin-Beaumetz, à certaines eaux sulfureuses surnommées, par Borden l'ancien, *Eaux d'Arquebusade*.

Telles sont les eaux minérales qui, habilement captées à leur point d'émergence, ont été soigneusement conduites dans la vallée tempéienne d'Argelés et, après un parcours de 14 kilomètres, ont été savamment emménagées dans l'établissement thermal-modèle, construit pour les recevoir.

Les eaux minérales de Gazost sont athermales et leur température fixe, tant à leur émergence qu'à leur arrivée dans les réservoirs d'Argelès, est invariablement entre 13 et 14° centigrades. C'est ce qui m'a fait dire, déjà, que ces eaux n'ont rien perdu pendant leur transfert soit dans leur température, soit dans leur composition chimique, soit dans leurs propriétés physiologiques et thérapeutiques, ainsi que l'a démontré une expérience de cinq années.

J'ajouterai, à cette occasion, qu'à cause même de cette température hypothermale, vu la minime quantité de gaz (hydrogène sulfuré et azote) qu'elles perdent, ces eaux minérales sont les plus aptes à subir, sans altération appréciable, un transport quelconque et en toute saison.

II.

Propriétés physiques et composition chimique des Eaux de Gazost.

§ 1er. — L'eau minérale de Gazost, tant celle de la Grande-Source que celle de la Source-Noire, est *incolore, limpide* et *transparente;* — je ferai observer cependant, que l'eau de la deuxième source est parfois légèrement *opaline,* au moment de l'embouteillage et qu'elle a une légère *odeur sulfureuse* plus prononcée que celle de la source Burgade. L'eau de la Source-Noire a également un *goût* styptique plus prononcé que la Grande-Source. — Leur *onctuosité* est à peu près la même, elles contiennent autant de *matière organique* l'une que l'autre. — Les deux sources ont une égale *température* à leur émergence, toujours entre 13. 14 ou 15º centigrades. — Leur *pesanteur spécifique* est un peu supérieure à celle de l'eau distillée et leur *densité,* de 0,015, est identique.— Je dirai, enfin, que leur puissance *électro-dynamique* est remarquable et que, au bain, l'*aiguille du multiplicateur-électrique* s'élève à 10, 11º et même 12º, selon le sujet et la maladie.

§ 2. — Au point de vue *chimique,* les eaux des sources de Gazost renferment, comme éléments minéralisateurs constitutifs : du soufre, du sodium, du calcium, du magnesium, du chlore, de l'iode, du brôme, des carbonates alcalins, de la silice, de l'alumine, du phosphore, de l'ammoniaque, du fer à l'état d'oxyde, de la glairine ou barégine, en tant qu'éléments fixes. Elles contiennent, en outre, de l'oxygène, de l'*hydrogène,* à l'état d'*acide sulfhydrique,* de l'*acide carbo-*

nique, enfin de l'*azote* déflagrant à la surface. — Les deux sources ont une composition identique, si ce n'est que l'eau de la Source-Noire renferme un peu plus d'*alumine* et de *soufre*.

Quant à l'analyse chimique, au point de vue de l'état probable de combinaison des dits éléments minéralisateurs, la voici, telle qu'elle a été faite, à deux reprises, en 1858 et en 1866, par Ossian Henry père.

Pour un litre d'eau minérale :

Sulfure de sodium................	0 gr.0320
— de calcium................	0 0036
— de magnesium............	0 0010
Chlorure de sodium...............	0 4000
Iodure et bromure alcalins (— *aa*).	0 0101
Carbonates alcalins...............	0 0180
Silicate de chaux.................	0 0480
Silicate de magnésie.............	0 0480
Silicate de soude................	0 0100
Silicate d'alumine.....	
Phosphate terreux....	
Sel ammoniacal...... ⎬........ *aa* 0	0540
Oxyde de fer.........	
Glairine ou barégine..	

TOTAL des éléments fixes.... 0 gr.5760

J'ajouterai à cette analyse :

Acide sulfhydrique libre	0 gr.000,4036
Acide azotique...............	0 » 000,6856
Acide sulfhydrique combiné...	0 » 000,4136

matières gazeuses que j'ai appréciées moi-même.

D'après une telle analyse chimique, bien que je sois du nombre des médecins hydrologues qui enseignent qu'il n'est pas rationnel de prétendre, *à priori*, que les vertus thérapeutiques d'une eau minérale sont la conséquence directe et absolue de la combinaison intime et naturelle de leurs éléments minéralisateurs; il est, néanmoins, possible d'établir des probabilités basées sur l'expérience empirique. Mais ce n'est qu'après la double expérimentation physiologique et clinique que ces probabilités deviennent, *à posteriori,* une vérité à l'abri de tout doute scientifique, voire même de toute malveillante suspicion.

C'est après avoir constaté l'exactitude de cette analyse chimique d'Ossian Henry, que le docteur Rotureau et, après lui, les docteurs Duplan, Dujardin-Baumetz, Durand-Fardel, etc., ont classé exceptionnellement les eaux de Gazost dans la catégorie des eaux minérales *athermales. sulfurées-sodiques, chlorurées, iodo-bro murées* et *azotées.* Ces eaux minérales laissent se dégager une quantité minime d'hydrogène sulfuré et, c'est en raison de leur basse température, qu'elles possèdent des vertus qu'on chercherait en vain dans les eaux sulfureuses d'une haute thermalité.

III

Effets physiologiques des Eaux de Gazost

§ 1er. — Comme je l'ai déjà dit en 1864, les eaux minérales doivent être considérées comme une pharmacie
naturelle ; ou, comme l'a écrit l'éminent Pidoux :
« les eaux minérales sont des médicaments organisés
vivants. » — Les *effets physiologiques* qu'elles pro-
voquent dépendent, non seulement du mode de recep-
tivité de chaque organisme, à l'état sain, mais encore
de leur composition chimique, de leur thermalité et
de leur mode d'administration, tant à l'intérieur qu'à
l'extérieur. L'*assimilation* des eaux minérales est la
condition indispensable de leur action ; c'est sous
l'influence de la réceptivité organique et de l'assimilation de ces eaux que se produisent les résultats,
simplement physiologiques, ou physiologico-pathologiques et pathogéniques ; à l'instar de toute médication.

Les eaux minérales de Gazost n'ont pas de simi-
laires dans la chaîne pyrénéenne, pas plus au point de
vue chimique que médical. Elles tiennent des eaux
sulfureuses en général, attendu qu'elles possèdent une
aussi grande quantité de *soufre* que n'importe quelle
source sulfureuse des Pyrénées ; mais, comme ce
soufre est retenu par son état de combinaison, il se
dégage une très minime quantité d'*hydrogène sulfuré*,
ce qui fait qu'elles sont peu *excitantes* et *nullement*
congestionnantes : condition on ne peut plus précieuse
dans les affections pulmonaires, — pour les hémoptysies surtout qu'elles *calment* et dissipent. C'est là ce

qui a fait dire à mon regretté ami et confrère l'éminent docteur Combal — Professeur à la Faculté de Médecine de Montpellier : que, « Les eaux de Gazost sont appelées à une juste célébrité, tant à cause de leur puissance sédative, que de leur basse thermalité qui les rend inaltérables. »

§ 2. — Prise à l'*intérieur*, l'eau minérale de la Source Burgade (ou Grande-Source) est légèrement stimulante, diffusible, n'ayant aucune action fâcheuse sur le cerveau, comme les eaux sulfureuses proprement dites. Elle agit spécialement sur les muqueuses pulmonaires et gastro-intestinales qu'elle fluxionne légèrement et lubréfie, sans *poussée*, ni *fièvre*. Ces deux symptômes sont imperceptibles à Argelès-Gazost et n'occasionnent jamais de désordres sérieux.

La circulation est activée au début, mais tout rentre bientôt dans l'ordre. L'appétit augmente, le sommeil est calme ; — en un mot, lorsque l'eau de la Grande-Source est administrée d'une façon méthodique et raisonnée, il y a toujours *tolérance*. Ce n'est qu'à la suite d'un emploi irrationnel de cette eau minérale que certains désordres, faciles à dissiper, se manifestent.

Art. 1er. — Néanmoins, à cause de la présence d'une quantité notable de *sulfure* de *sodium*, il convient de se tenir sur ses gardes lorsqu'on expérimente sur un sujet délicat, sans quoi on arriverait à produire des effets qui sortiraient de l'ordre hygide.

Art. 2. — Par son *chlorure de sodium*, la *stimulation* générale et locale s'accentue et la tonicité des tissus en est la conséquence. L'*iodure* et le *bromure* de *sodium* ont une action profonde sur les viscères, sur les sécrétions, la circulation et, par action réflexe, sur le système nerveux dont ils diminuent, émoussent en quelque sorte la sensibilité périphérique et exercent une puissance spéciale sur le tri-splanchique et les vaso-moteurs.

D'où, les phénomèmes qui se passent dans l'économie corporélle par un usage prolongé des eaux de Gazost, sur le système glandulaire, les fonctions secrétoires et excrétoires ; sur les bronches, la vessie, les organes génitaux et notamment, chez la femme, sur l'utérus et ses annexes.

Art. 3. — La combinaison de l'*iode* avec le *soufre* est probable d'après Filhol, Ossian Henry et Pailhasson dans les eaux de Gazost. Mais, il est non moins évident que les phénomènes physiologiques, *stimulants*, d'une part, *résolutifs* et *fondants*, d'autre part, sont dûs soit à l'action de l'*iodure* de *soufre*, en tant que spécifique, soit à l'influence isolée du *soufre* qui joue aussi le rôle d'excitant spécifique, soit à l'intervention directe de l'*iode* dont les propriétés fondantes, antiseptiques et antizymiques ont une si grande puissance sur les ferments animaux.

Tous ces phénomènes physiologiques et physico-pathologiques, sont surtout provoqués par l'usage interne de l'*Eau-Noire* que j'ai souvent expérimentée.

Art. 4. — Les eaux de Gazost, en général, facilitent la *miction* ; dans le principe, les urines, très copieuses, charrient de l'*acide urique* et deviennent peu après *alcalines*. Ces eaux sont *diaphorétiques*, sans provoquer des sueurs profuses, mais *éliminatrices* et *dépuratives*. Elles facilitent l'hématose ; la respiration devient plus profonde ; la systole et la diastole, activées d'abord, reprennent un rhythme régulier, etc. Enfin, à l'inverse de ce qui se passe avec les eaux sulfureuses à haute thermalité, les mouvemements vers la poitrine au lieu de s'accentuer, cessent et, s'il existe une tendance à l'hémoptysie, le raptus congestif diminue et cesse.

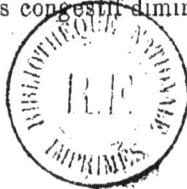

Art. 5. — Sous l'action des eaux de Gazost, prises à l'*intérieur* et à l'*extérieur*, les fonctions de la peau, à leur tour, s'accomplissent normalement; ces eaux fluidifient la masse sanguine, dissolvent les combinaisons de l'albumine avec le mercure et le plomb.

§ 3. — Par leur usage *externe*, prises en *bains*, en pulvérisations, en injections, en lotions, en lavements et en douches, ces eaux ne font que confirmer les effets physiologiques et physiologico-pathologiques que je viens de signaler.

L'eau de la Grande-Source suffit à tout le service médical. L'eau de la Source-Noire, seule, sert pour l'application topique sur les surfaces ulcérées, soit à l'aide de compresses imbibées de cette eau, pour les ulcères, soit en gargarismes, soit en lavements gardés.

Art. 1er. — Le *bain* agit d'une façon différente, suivant sa température et sa durée. La peau se colore, on éprouve une sensation de bien-être et, en ces circonstances, les eaux de Gazost peuvent être comparées aux eaux de la Preste, d'Uriage et de Saint-Sauveur (1). Pendant le bain, on ressent une légère titillation provoquée par le contact de bulles d'azote qui se dégagent et viennent déflagrer à la surface.

Art. 2. — L'influence du bain sur l'*appétit* est notable et son action sur la peau est remarquable. Je dirai, enfin, que les eaux de Gazost possèdent des propriétés électro-dynamiques très appréciables, puisque l'aiguille de l'électromètre varie entre le 10e, le 11e et même le 12e degré du multiplicateur électrique.

---

(1) Ce dernier phénomène se manifeste surtout à l'époque des grandes chaleurs, plutôt l'après-midi que le matin. Il est dû à la présence de la Barégine, ou matière organique, en décomposition au contact prolongé de l'air atmosphérique.

V

Vertus thérapeutiques et indications.

§ 1er. — Ainsi que l'ont proclamé Menville de Ponsan et Pidoux, les eaux minérales sont des remèdes *naturels* et *vivants* qui, grâce à leur secrète puissance curative, deviennent la médication par excellence, dans les maladies chroniques. Mais, il est également reconnu par les savants hydrologues qu'on ne doit pas déduire directement, des effets physiologiques produits par ces eaux, quelle est leur puissance thérapeutique, sans la consécration de l'observation de faits suffisamment nombreux, soumis à l'expérimentation clinique.

C'est pourquoi, c'est en m'appuyant sur les 680 observations *par moi* recueillies, depuis 1885, que je vais établir, dans un résumé succinct, quelles sont les *vertus thérapeutiques* des eaux minérales de Gazost ainsi que leurs *indications*.

Ossian Henry, d'accord en cela avec le professeur Filhol, disait, dans son rapport sur la composition chimique de ces eaux, que : « elles étaient appelées à rendre des services éminents à la médecine, en s'adressant aux constitutions délicates, aux tempéraments lymphatiques, en raison de leurs effets médicateurs *empiriquement* observés, jusqu'alors, dans les cas de scrofule, d'herpès et d'accidents tertiaires de syphilis. Les docteurs Rotureau, Dujardin-Beaumetz, ont confirmé cette opinion et le docteur de Fleury a constaté sur quelques malades la réalité de ces assertions. Les 680 observations que j'ai recueillies depuis 1885, époque à laquelle j'ai inauguré le service médical de

la station d'Argelès, mettront le sceau consécrateur à
cette déclaration, devenue désormais une vérité ac-
quise, savoir : que les eaux de Gazost possèdent des
vertus thérapeutiques remarquables contre toute affection morbide qui est sous la dépendance directe de l'une
des trois diathèses scrofuleuse, herpético-arthritique
ou syphilitique; nonobstant quelques cas pathologiques
complexes, ayant une origine douteuse, indéterminée,
mais non moins justiciables de nos eaux minérales.

§ 2. — Vu l'action spéciale que les eaux de Gazost
exercent sur les muqueuses et sur la peau, aussi bien
que sur la masse humorale, le système glandulaire,
les organes parenchymateux, sécréteurs et excréteurs,
sur l'appareil génito-urinaire et, par action réflexe,
sur les centres nerveux, cérébro-spinal et tri-splan-
chnique, l'on doit ranger au nombre des maladies *justiciables* des eaux d'Argelès, celles qui — marquées
du sceau diathésique sus indiqué et à l'état de non-
évolution morbide — pourront être classées dans les
diverses catégories ci-après énoncées.

Art. 1er. — Les *indications* sont formelles ; elles
comprennent, 1o les affections pathologiques des *muqueuses*; — *auriculaire*, (otorrhées suppurantes, etc.),
— *oculaire* (ophthalmies, kératites strumeuses), —
buccale (stomatites, gingivites, pharyngites granuleuses, hypertrophie et ulcération tonsillaire, etc.),
— *laryngée* (laryngite granuleuse, tuberculose ou
phthisie laryngée, etc.), — *pulmonaire*, (bronchite
strumeuse, pneumonie chronique et caséeuse, phthisie
tuberculeuse avec ou sans bacille), *pleurésie* chronique, avec épanchement, — *asthme*, par herpétisme
—*gastro-intestinale* (depuis la gastralgie flatulente par
répercussion herpétique et la dyspepsie stomacale ou
intestinale, jusqu'à la diarrhée, la dyssenterie, l'enté-

rite folliculeuse… etc.), — *vésicale* (cystite chronique,
lithiase par herpétisme, pyourie, etc.), — *rectale* (ulcé-
rations, hémorrhoïdes purulentes, dyssenterie diathésique, etc.), — *Vagino-Utérine* (avec ou sans leu-
corrhée, ulcération du museau de tanche, métrite simple
ou cervicale, fongosité du col utérin, etc.)… Toutes,
affectations ayant une concaténation étiologique ou une
affiliation avec une des diathèses en question.

Art. 2. — Sont encore formellement *indiquées*,
comme tributaires des eaux de Gazost, les maladies du
système glandulaire, depuis la simple *adènite* chronique indurée ou suppurée des *aines*, de l'*aisselle* et
du *cou*, jusqu'aux *écrouelles*, au *carreau* et à la *tuber
culose*, prototype de l'affection strumeuse dont on a la
tendance de faire une *diathèse* à part, depuis les nouvelles découvertes de la bactériologie contemporaine.

Art. 3. — On peut encore classer au nombre des
maladies offrant des *indications* pour l'application des
eaux de Gazost, certaines affections du *foie*, de la *rate*,
des *reins* et du *système* veineux de la veine-porte ; en
même temps que certains cas de *diabète*, d'*albuminurie* et de *lithiase* provenant d'une cause *scrofuleuse,
herpético-arthritique* ou *syphilitique*.

Art. 4. — Sont particulièrement *indiquées*, comme
étant sous la puissance thérapeutique des eaux de
Gazost, les vieux ulcères, les périostites, les ostéites
chroniques et la carie osseuse ; de même que les abcès
froids, d'origine diathésique.

Art. 5. — Enfin, en raison de leurs vertus éliminatrices et assimilatrices sur les grands viscères, la
masse humorale et les centres nerveux — par action
réfiexe — l'emploi des eaux minérales de Gazost
sera d'un grand secours dans les états cachectiques,
les troubles cérébraux, d'origine suspecte, ainsi que

dans les lésions vitales et organiques de source
inconnue et qui résistent à un traitement chirurgical
ou médical, ne s'adressant qu'aux symptômes appa-
rents.

Les considérations qui précèdent sont fondées sur
680 cas de maladies observées dans l'espace de 4 ans
d'expérimentation clinique (1). Il est donc impossible
de les révoquer en doute et elles doivent être regar-
dées comme le témoignage le plus concluant, comme
la preuve la plus authentique et indéniable de la haute
valeur thérapeutique des Eaux minérales des sources
de Gazost, scientifiquement *indiquées*, et cliniquement
appliquées; attendu que comme le dit Baglivi :

« *In médicina majorem vim facit experientia quam
ratio.* »

---

(1) Le peu d'étendue du présent opuscule, ne m'a pas permis de
m'arrêter sur l'intéressante question de la *Tuberculose*. Le lecteur
trouvera dans ma Monographie tous les détails à cet égard, où il
sera spécialement parlé de la découverte de Koch, de son heureuse
application à la *phthisie*, par Balmer et Fraenzel et de la part qu'ont
prise à l'élucidation de cet important problème Klebs, Toussaint,
Ehrlich, ainsi que les professeurs Hérard, Cornil et Hanot. — Le tout,
afin de faire ressortir la puissance des vertus thérapeutiques des Eaux
Minérales de Gazost.

VI.

Contre-indications. — Durée de la cure hydro-miné-
rale à Argelès

§ 1er. — Après l'exposé succinct que je viens de
faire des principales *indications thérapeutiques* des
eaux minérales de Gazost, c'est-à-dire des espèces
morbides particulièrement justiciables de ces eaux, il
est facile de diagnostiquer quelles sont les maladies
pour le traitement desquelles il faut s'abstenir de les
appliquer. C'est-à-dire, où il y a *contre-indication.*

Règle générale, les eaux minérales de Gazost ne
doivent pas être conseillées, toutes les fois qu'il y a
une surexcitation vitale : alors qu'un travail pathologique naturel s'accomplit ; je veux dire, en un moment
d'évolution morbide, surtout quand il s'agit d'une
maladie quelconque des voix pulmonaires : de phthisie
ou de tuberculose compliquée d'hémoptysie, provoquée par une violente congestion, bien que nos eaux
soient alcalines et éminemment sédatives. C'est pourquoi, sont *contre-indiquées* pour l'usage des eaux
minérales de Gazost, les maladies ci-après énoncées,
par région anatomique, *de capite ad calcem.* Ce sont :

1º Les maladies *cérébrales* organiques, telles que
ramollissement, tumeurs, hydrocéphale et tout état
pathologique de cet organe, à l'état aigu.

2º Le *favus* et *teigne* récents, chez les enfants surtout.
Les *ophthalmies*, les *otites, glossites, adénites cervicales*
et *maxillaires,* pendant la période d'acuité. Le goître
exophthalmique, le goître simple héréditaire, etc.

3º Les *pharyngites, angines, laryngites, bronchites,*

catarrhales, même *diathésiques,* mais récentes ou aigues.

4° Les *pharyngites, angines* et *laryngites granuleuses,* en travail d'évolution aigue, les *phthisies pyrétique, galopante* et la *tuberculose trop avancée,* ainsi que les *cachexies,* par affection organique du cœur. Enfin, tout *état inflammatoire* des *poumons,* de la *plèvre* et du cœur.

5° La *gastrite, gastro-entérite* et tout état *inflammatoire* des *viscères abdominaux.* Les *gastralgies saburrales, acides* ou *flatulentes* ne provenant pas d'une rétrocession d'herpès, de scrofule ou de syphilis tertiaire. L'*ascite* et tous les *épanchements séreux, idiopathiques,* non diathésiques; l'*hépatite* et la *splénite chroniques,* non symptômatiques ou métastatiques, avec lésion organique; les *coliques hépatiques,* la *lithiase biliaire* et les *engorgements chroniques* du foie, non diathésiques; la cirrhose atrophique ou hypertrophique, qui ne porte pas, *exceptionnellement,* le cachet syphilitique; le *cancer* de l'*estomac,* du *foie* et, quelqu'en soit le siège; les *rénites* et *coliques néphrétiques,* en général; l'*albuminurie* avec lésion organique des reins et du cœur.

6° La *cystite aigüe,* même *chronique,* due à un rétrécissement de l'urèthre, à une hypertrophie de la prostate, ou à la présence d'un calcul vésical.

7° Les *manifestations syphilitiques* au premier, même au deuxième degré, en évolution, dans les deux sexes; les *uréthrites* récentes, etc.

8° Sont spécialement contre-indiquées, chez la femme, les *métrites simples* et les *métrites cervicales* aigues; les *congestions chroniques* de l'*utérus* et de ses annexes, par cause rhumatismale; les *corps fibreux* en général et les *fibro-myômes* non diathésiques; les *névralgies* et *névropathies utérines idiopa-*

thiques, ou provenant d'une lésion du plexus sacro-lombaire, spécialement indiquées pour Ussat et Néris.

9° Enfin, la *grossesse*, surtout avant le troisième mois de gestation : dans ce dernier cas, cependant, on peut conseiller la boisson de l'eau de Gazost, lorsqu'il existe chez la femme une complication diathésique.

Après ce bref exposé des contre-indications des eaux de Gazost et ce qui a été dit précédemment touchant les *indications* de ces mêmes eaux minérales, il est impossible d'hésiter et d'errer, quand il s'agira de poser un diagnostic certain, et de fixer son choix, sans parti pris et avec impartialité, pour un cas pathologique justiciable de ces eaux.

Notre station minérale est trop bien partagée, du reste, pour avoir à envier quoi que ce soit à ses rivales et, c'est avec pleine confiance en son avenir, que nous répèterons cet adage : — « *Suum cuique* ».

§ 2. — La *durée de la cure hydro-minérale* est une question d'une trop haute importance pour ne pas en faire mention.

Trois conditions sont indispensables dans la détermination de la durée du traitement hydro-minéral, excepté les cas où le malade est dans l'impossibilité absolue d'outre passer les limites fixées par les exigences d'un service administratif, professionnel ou obligatoire quelconque.

De ces trois conditions, l'une, est afférente à l'état pathologique du malade ; l'autre, dépend de la nature des eaux minérales et de leur puissance thérapeutique ; la dernière, enfin, est intimément liée à la climatologie de la station désignée pour la cure hydro-minérale.

Art. 1er. — Au point de vue des *indications* fournies par l'âge, le tempérament, le sexe et la maladie du sujet, il est évident qu'il ne convient pas — dans le but unique de satisfaire à des usages routiniers et de propos délibéré — de fixer la durée de la cure à 21, 25 ou 28 jours, pas plus qu'à 35, 50, 75 et même à 90 jours. Non, certes ; mais c'est en tenant un compte sévère de tout ce qui peut éclairer le diagnostic et venir à l'appui des indications thérapeutiques et de l'opportunité du traitement thermal, que cette durée hydro-minérale doit être déterminée et nettement spécifiée.

ART. 2. — Il est on ne peut plus rationnel qu'une cure thermale, avec l'emploi d'une eau minérale ayant une température de 30°, 35°, 45°, 50° centigrades et plus, ne peut point être assimilée à un traitement fait avec des eaux minérales froides, athermales ou hypothermales. Ce principe pratique a une importance telle qu'il suffit de l'énoncer pour réduire à néant toute théorie empirique irréfléchie. C'est ainsi que, de même qu'il serait imprudent de faire usage des eaux de Vichy, de Montdore, de la Bourboule, des Eaux-Bonnes, de Luchon, de Cauterets, de Barèges, etc., plus de 21 ou de 28 jours ; de même aussi, on peut, sans danger, faire durer plus longtemps le traitement hydro-minéral à Néris, à Ussat, à la Preste, à Bagnères-de-Bigorre, à Argelès et prolonger jusqu'à 50, 60 et même 90 jours, le séjour des malades dans ces stations : particulièrement à Argelès en ce qui touche les phthisiques, les herpétiques et les cachectiques.

ART. 3. — Ce qui rend cette deuxième considération possible et pratiquable, c'est non seulement l'état pathologique des malades ; mais encore et surtout les avantages offerts par les conditions climatologiques ; c'est-à-dire d'une température moyenne et d'une hygrométrie presque constantes, telles qu'on les rencontre dans notre ravissante vallée d'Argelès, chantée par les poètes et les touristes, célébrée par Taine,

Jubinal et Thiers (1) lui-même quand il la compare à
« une délicieuse oasis placée par la main de Dieu dans
le désert. »

- En résumé, ne considérant que la durée de la cure
hydro-minérale, à Argelès, je pose en principe que
cette durée ne doit jamais être moindre de 28 jours
pour l'homme et de 35 jours pour la femme, vu
certaines conditions naturelles qui l'obligent à suspen-
dre le traitement pendant quelques jours. Mais, en bien
des cas, ainsi que je l'ai conseillé avec plusieurs pra-
ticiens experts en cette matière, il est on ne peut plus
convenable de diviser la cure hydro-minérale en deux
périodes de 30 ou 35 jours et même 40 jours chacune,
selon les indications. Un pareil mode de procéder est
on ne peut plus avantageux en des cas graves de
catarrhe pulmonaire chronique, de phthisie tuberculeuse ou d'herpès arthritique, d'affections utérines
organiques ou de cachexie scrofuleuse.

En ces cas, les deux cures doivent être faites : la
première, du 1er juin au 15 juillet; la deuxième, du
1er septembre au 15 octobre.

---

(1) Thiers. *Voyage dans les Pyrénées*, Paris, in-18°.

VII.

Résultats cliniques de 1885 *à* 1889.

§ Ier. — Du 1er octobre 1885, époque à laquelle j'ai inauguré le service médical de la station d'Argelès-Gazost, jusqu'au 20 octobre 1888, j'ai soigné 680 malades, environ. Ces malades peuvent être divisés en quatre grandes catégories, selon qu'ils sont classés parmi les sujets atteints d'affections comprises dans une des trois diathèses scrofuleuse, arthritico-herpétique et syphilitique, ou qu'ils appartiennent à la catégorie exceptionnelle de cachectiques, de convalescents ou d'anémiques de tout âge, de tout sexe et de toute condition.

En 1885, du 1er octobre au 22 novembre, j'ai reçu et traité par les eaux minérales de Gazost, 70 malades.

Parmi ces 70 malades, il y avait 60 indigents et 10 malades payants, dont 6 furent envoyés par des confrères et 4 que j'avais déjà soignés à Saint-Sauveur et qui me suivirent à Argelès. — 49 appartenaient aux hôpitaux de Paris; 15 à la commune d'Argelès, et 6 aux communes voisines.

Dans le nombre des 60 malades indigents, je signalerai comme remarquables, 6 *hémoptysies*, qui ont été toutes guéries; 25 phthisies pulmonaires, dont 10 tuberculoses, avec bacille dont j'ai constaté la présence : 18 quittèrent Argelès en voie de guérison. (1 décès.)

Il y avait, en outre, 15 scrofuleux, 18 herpétiques et 10 sujets avec accidents tertiaires de la syphilis, qui ont tous quitté la station dans un état de guérison ou d'amélioration notable. J'ai soigné, enfin, 6 femmes atteintes d'affections utérines liées au lymphatisme, à

l'herpès ou à la syphilis. A leur départ d'Argelès leur
état était des plus satisfaisants.

En un mot, cette première cure à Argelès-Gazost fut
des plus heureuses, puisque sur 70 malades soumis au
traitement hydro-minéral, 51 ont été guéris et 19 amé-
liorés. Ces résultats méritèrent les éloges des médecins
des hôpitaux de Paris et les eaux de Gazost expéri-
mentées officiellement, pour la première fois, fourni-
rent, dès ce moment, une preuve éclatante de leurs vertus thérapeutiques. Elles conquirent une place d'honneur
parmi les eaux minérales des Pyrénées et de France.

Ce furent, du reste, ces résultats surprenants, à la
suite des soins que j'avais prodigués à ces malades,
qui me déterminèrent à me consacrer tout entier à la
station d'Argelès-Gazost et à participer de toutes mes
forces à la renommée qui lui est due, tant à cause de
son site exceptionnel, de la pureté de l'air qu'on y respire et de ses conditions climatologiques, qu'à cause
surtout de l'excellence de ses eaux minérales, dont
l'efficacité est indéniable.

§ 2. — En 1886, du 1er mai au 15 juin et du 15 septembre au 22 octobre, j'ai reçu encore, traité et soigné
en deux cures séparées, 140 malades indigents dont 88
des hôpitaux de Paris, de Bordeaux et de Montpellier,
et 52 appartenant, soit à l'arrondissement d'Argelès,
soit à l'arrondissement de Tarbes, de Bagnères-de-
Bigorre, soit au département des Basses-Pyrénées.

Pendant la cure thermale du 1er juin au 22 octobre
1886, j'ai également soigné 170 malades que m'avaient
adressés par des médecins français, espagnols, anglais
et belges. Ce qui fit un total de 304 malades envoyés
à Argelès-Gazost du 1er mai au 22 octobre 1886.

Sur ce nombre de malades indigents ou gens du
monde, il y a eu 66 scrofuleux, 72 herpético-arthriti-

ques, 23 syphilitiques, 35 hémoptysiques, 48 phthisiques, 16 tuberculeux proprement dits (avec bacille) et
44 maladies de matrice, graves.

Les résultats obtenus furent des plus satisfaisants,
attendu que d'après les observations que j'ai recueillies (1), j'ai compté 210 guérisons, 94 améliorations ou
demi succès et 2 décès dans le courant de l'hiver.

§ 3. — En 1887, les expériences cliniques sur les
malades des hôpitaux ayant cessé, je n'ai reçu, du
1er juin au 30 octobre, que 25 indigents, soit de l'arrondissement d'Argelès, soit des arrondissements limi-
trophes des Hautes et Basses-Pyrénées. Quant aux
malades du monde qui m'ont été adressés par les médecins, ils ont été au nombre de 150 environ.

Sur ces 175 malades, j'ai compté 37 scrofuleux,
40 herpético-arthritiques, 15 syphilitiques (au 3e degré),
10 hémoptysiques, 30 phthisiques, 8 cas de tuberculose
pulmonaire et 35 maladies organiques de l'utérus. De
ces 175 malades qui ont reçu mes soins, pendant la
saison hydro-minérale de 1887, 100 ont quitté notre
station dans un parfait état de santé, 74 sont partis amé-
liorés avec promesse de retour : 1 seul décès en hiver.

§ 4. — En 1888, enfin, du 1er juin au 22 octobre,
110 malades, tant indigents que gens du monde, ont
suivi leur cure hydro-minérale, sous ma direction.
Dans ce nombre, on comptait 34 scrofuleux ; — 31 herpético-arthritiques ; — 6 syphilitiques ; — 10 hémoptysiques ; — 22 phthisiques ou catarrheux ; — 5 tuberculeux de la poitrine et 30 dames atteintes de maladies
chroniques de la matrice.

---

(1) En 1886 et 1887, la Société thermale des Pyrénées a publié deux
brochures dont j'avais fourni les documents et toutes les observations
cliniques.

Sur cette quantité, 90 ont quitté Argelès-Gazost en parfait état et 48 dans un état d'amélioration notable.

De pareils détails sont des plus significatifs et offrent les plus sérieuses garanties, tant aux médecins qu'aux malades. D'où je conclus, que les guérisons à Argelès-Gazost sont obtenues dans la proportion de $80 \, _0/^0$, et les améliorations dans la proportion de $20 \, _0/^0$.

Quant aux insuccès, aux décès et aux aggravations, après un traitement hydro-minéral intempestif, ils n'ont jamais atteint $2 \, _0/^0$ après la cure hydro-minérale, selon les renseignements qui m'ont été fournis.

Le tableau synoptique ci-après, donnera une idée précise des dits résultats obtenus à Argelès-Gazost, pendant les 4 premières cures thermales, par moi dirigées et surveillées, depuis le 1er octobre 1885 jusqu'au 22 octobre 1888.

Il se résume de cette façon :

Sur 152 scrofuleux, — 161 herpético-arthritiques, — 54 syphilitiques, — 61 hémoptysiques, — 110 phthisiques ou catarrheux, — 34 tuberculeux et 115 maladies de la matrice, dont j'ai dirigé et surveillé la cure hydro-minérale. Il y a eu 451 guérisons, — 236 améliorations et 5 décès postérieurs à la cure, sans en être la conséquence.

Tableau Synoptique des malades reçus à Argelès du 1ᵉʳ octobre 1885 au 20 octobre 1888

Par moi traités et soignés par les Eaux Minérales d'Argelès-Gazost.

DATES des CURES	MALADES INDIGENTS	MALADES PAYANTS	Total	NATURE DES MALADIES TRAITÉES A ARGELÈS-GAZOST									
				Scrofule	Herpès	Syphilis tertiaire	Hémoptysie	Phthisie	Tubercu-lose	Maladies utérines	GUÉRISONS	AMÉLIO-RATIONS	DÉCÈS
1885	Du 1ᵉ Octobre au 22 Novembre 60	Du 1ᵉʳ Juin au 25 Octobre 10	70	15	18	10	6	10	5	6	51	19	1
1886	Printemps 62 Automne 72	Du 1ᵉʳ Juin au 25 Octobre 170	304	66	72	23	35	48	16	44	210	94	2
1887	Du 1ᵉʳ Juin au 22 Octobre 25	Du 1ᵉʳ Juin au 22 Octobre 150	175	37	40	15	10	30	8	35	100	75	1
1888	Du 1ᵉʳ Juin au 20 Octobre 28	Du 1ᵉʳ Juin au 22 Octobre 110	138	34	31	6	10	22	5	30	90	48	1
En 4 cures	Indigents 247	Payants 440	687	152	161	54	61	110	34	115	451	236	5(1)

TRAITEMENT EN DEHORS DE LA CURE HYDRO-MINÉRALE

Malades soumis à l'*Électricité.* *Courant continu et Faradi-sation.* } 98	Malades soumis au *Massage* et aux *Exercices gymnasti-ques*, par la méthode suédoise. } 125	Malades qui ont suivi une *médication Thérapeutique* basée sur les *indications.* } 150

(1) De ces 5 décès, trois appartiennent aux 247 malades indigents, envoyés à la station d'Argelès-Gazost, dont plusieurs dans un état désespéré; les deux autres décès sont dûs, l'un à un accès pernicieux d'asthme, l'autre à une phthisie galopante.

VIII

Aérothérapie. — Hygiène des eaux.

Depuis quelques années, les médecins qui s'occupent
de la statistique des victimes de la phthisie pulmonaire,
ont été profondément émus de la multiplicité des
malades atteints d'affections pulmonaires chroniques
et du progrès incessant de la mortalité des malheureux,
fauchés à la fleur de l'âge par ces affections diverses,
notamment par la tuberculose.

La cause principale de ces nombreux cas de phthisie
catarrhale, rhumastimale et tuberculeuse, est particulièrement due à la migration de l'homme des champs
vers la grande ville. Là, en effet, il se trouve accablé
de labeur, manquant du nécessaire, au milieu des abus
de la boisson et de plaisirs illicites. Mal nourri, mal
couché, il voit sa fin hâtée par l'atmosphère empoi-
sonnée des mansardes et des mauvais lieux qu'il respire, au lieu de l'air pur et ozoné des champs, ce
pabulum vitæ que la nature lui prodiguait naguère.

Nous ne saurions donc trop recommander aux personnes malades, cacochymes, faibles et délicates qui
fréquentent la station d'Argelès-Gazost, de vivre pendant leur séjour dans notre station, autant que possible
dehors, au milieu des effluves atmosphériques et de
humer à pleins poumons l'air tonique, vivifiant et bien-
faisant de notre grande vallée.

La nourriture doit être strictement modelée sur le
genre d'affection dont le malade est atteint. Règle
générale, il faut éloigner de l'alimentation, pendant la
cure, les acidités, les crudités, la viande de porc et tout

excitant du système nerveux. — Le poisson de mer est nuisible aux herpétiques ; les crustacés leur sont prohibés. L'usage du lait cru (au bain-marie) est avan tageux, en mangeant, aux herpétiques, aux scrofuleux, aux cachectiques; additionné d'eau ferrugineuse de la Reine du fer; mais, toutes les fois que l'estomac peut supporter le vin, ils doivent user modérément de vins généreux tels que le Bordeaux, le Bourgogne et le Frontignan, au dessert. Les alcools ne peuvent leur être permis qu'en de faibles proportions.

La *suralimentation* doit, comme le disait Debove et de Bezold, être conseillée aux phthisiques, mais surveillée et sagement dirigée par le médecin.

A mesure que les forces reviennent et que l'espérance renaît, le malade doit multiplier ses promenades, tenter peu à peu de petites excursions dans les vallées voisines, en évitant les chemins trop rapides. Enfin, les excursions en voiture entrent dans le programme, en évitant, toutefois, les vallées humides et froides, les gorges étroites et sans soleil.

Je conseille, aux phthisiques, l'équitation, qui est pour eux un exercice salutaire; mais c'est avec la plus grande réserve qu'ils doivent s'y livrer graduellement et avec modération.

Nous signalerons, comme excursions les plus attrayantes pour les touristes et les personnes guéries : Lourdes au moment des pélerinages ; le cirque de Gavarnie ; le pic du Midi de Bigorre ; la vallée d'Arrens, celles des Eaux-Bonnes et tant d'autres lieux ravissants.

Quel charme, en effet, comparable au murmure sussurant qui ravit les sens par l'association mystérieuse des bruits de la nature à son réveil!... céleste har-

monie, enivrante mélopée produite par le gazouille-
ment des oiseaux, la chute des cascades, le fracas des
torrents et les caresses matinales du zéphir!...

Pour ceux qui sont accessibles aux doux ravisse-
ments de la nature, rien de pareil, comme le disait
Jubinal (1), à la vallée si riante et élyséenne d'Argelès.
Moi, j'ajoute, en terminant cet opuscule, que la vallée
d'Argelès est une délicieuse oasis, où le corps sent ses
souffrances s'adoucir ; où l'âme, bercée en de suaves
rêveries, oublie ses anxiétés; où le cœur se dilate,
sourit au bonheur et prend de nouvelles forces pour
les prochaines luttes de la vie !..

FIN

(1) Jubinal (Ach.) — *Impressions de voyage* p. 61, Paris 1858.

RENSEIGNEMENTS GÉNÉRAUX

La saison des Eaux-Minérales, à la station d'Argelès-Gazost, commence le 15 mai et finit le 1er novembre de chaque année.

Durant la saison, les étrangers — touristes ou malades — trouvent à Argelès tout ce qu'ils peuvent désirer comme location, distractions et excursions.

Le Casino est ouvert du 15 juin au 15 septembre. — Moyennant un abonnement à la portée de tous, on y trouve les principaux journaux politiques, littéraires et illustrés. — Il y a concert deux fois par jour; on y joue, on y danse et trois fois par semaine une troupe lyrique bien composée, donne des représentations de vaudevilles, saynètes et opérettes récréatives et de bon goût.

Pendant la saison des Eaux, la station d'Argelès est desservie par 8 trains montants, de Lourdes à Pierrefitte et réciproquement.

Argelès est à 16 heures de Paris (en express), à 6 heures de Bordeaux, à 18 heures de Madrid, à 14 heures de Marseille, à 10 heures de Montpellier, à 6 heures de Toulouse, à 1 heure de Tarbes, à 1 heure 1/2 de Pau, et à 25 minutes de Lourdes.

Il y a, à Argelès, des hôtels de premier et de deuxième ordre, de charmantes villas, des restaurants et des maisons bourgeoises confortables et à des prix modérés.

La station d'Argelès-Gazost possède un service postal et télégraphique parfaitement organisé; on y distribue 4 courriers par jour.

On trouve enfin, à Argelès, des voitures de tout genre pour les excursions; des chevaux de selle pour les deux sexes, et, pour les enfants, il y a de petits véhicules et des ânes pour leurs promenades quotidiennes.

Des guides sont attachés à la station.

Paris, Impr. Lefebvre, Passage du Caire, 87-89 — 456180

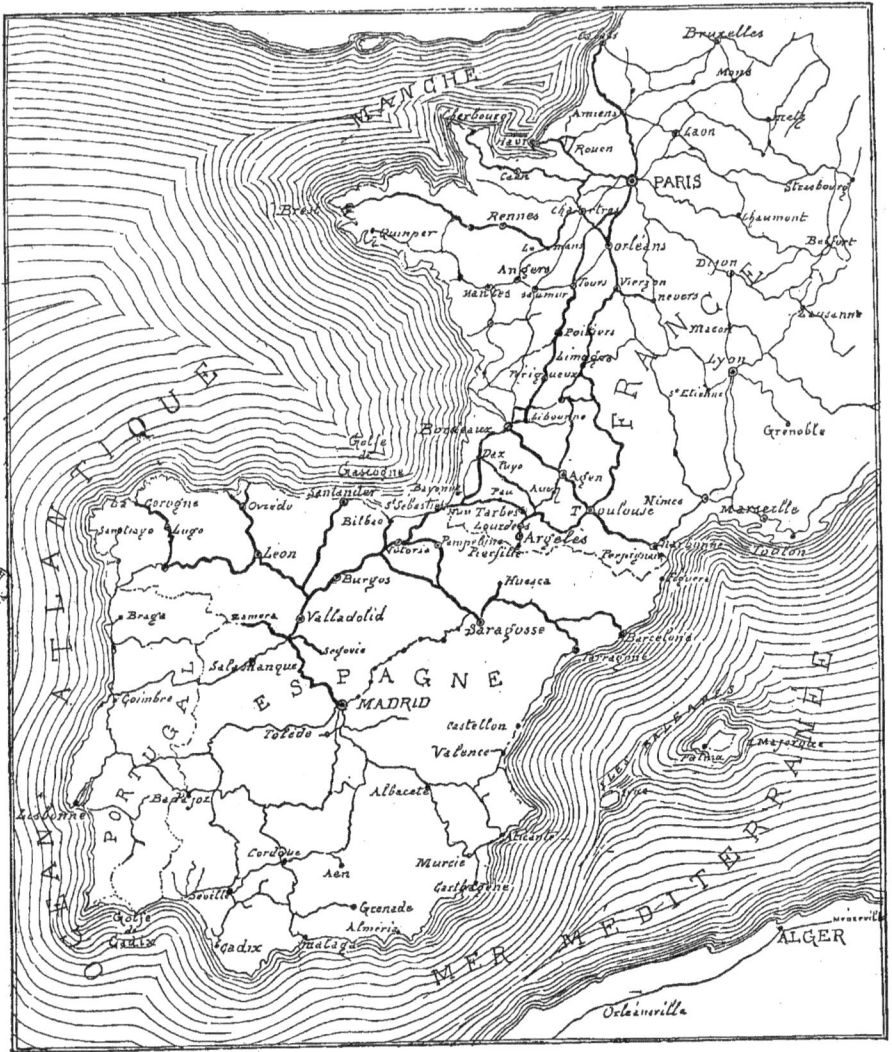

CARTE ROUTIÈRE
France, Espagne et Belgique. 1889

PARIS. IMP. LEFEBVRE. 87-89. PASSAGE DU CAIRE

www.ingramcontent.com/pod-product-compliance
Lightning Source LLC
Chambersburg PA
CBHW071413200326
41520CB00014B/3423